Conférences de Médecine Populaire

SECOND FASCICULE

LES

CAUSES D'INSALUBRITÉ

DE LA VILLE DE TROYES

PAR

Le Docteur A. BAZIN

TROYES
CHEZ TOUS LES LIBRAIRES
—
1888

Conférences de Médecine Populaire

SECOND FASCICULE

LES

CAUSES D'INSALUBRITÉ

DE LA VILLE DE TROYES

PAR

Le Docteur A. BAZIN

TROYES
CHEZ TOUS LES LIBRAIRES
1888

LES CAUSES D'INSALUBRITÉ

DE LA VILLE DE TROYES

On a dit bien des fois qu'il n'y a pas de maladies, mais qu'il y a des malades.

On a voulu indiquer par là que la même affection prend chez l'un et chez l'autre des caractères différents de malignité.

Cela se comprend, car toutes les individualités n'offrent pas au même degré un terrain convenable à la réceptivité pathogénique, et la résistance en est variable.

Ainsi, l'habitant des campagnes qui a vécu sans cesse dans une atmosphère pure, dans le milieu spécialement naturel à l'entretien de la vie zoologique, offre certainement plus de résistance à la pathogénèse que le citadin empoisonné à la longue par un air vicié.

Le premier a les cellules organiques imprégnées pour ainsi dire de l'atmosphère pure ; celles du second sont développées lentement et difficilement dans un mélange gazeux artificiel le plus souvent infect.

Le premier vit dans le but de la nature. En grandissant, il suit le chemin qu'elle lui a tracé et elle lui vient en aide. Le second, au contraire, s'en écarte sans cesse, car la nature n'a pas prévu les grandes villes, les agglomérations malsaines; elle n'a pas pensé que le même air serait respiré dans la même journée par quarante mille poitrines.

Le second, le citadin, au lieu de vivre dans le but de la nature, est donc en guerre contre elle.

Quiconque s'écarte du chemin qu'elle a tracé est irrémédiablement frappé de mort.

Pour ne pas mourir, le citadin doit lutter sans cesse contre le mauvais destin qui s'attaque à lui et l'abattra fatalement. Cette lutte de chaque jour l'use encore et le rend plus apte à résister moins aux causes pathogènes qui le minent sourdement.

Ainsi donc, l'habitant des villes offre moins de résistance aux influences fâcheuses qui peuvent l'atteindre que l'habitant des campagnes, et de plus, ces influences sont dix fois plus nombreuses pour le premier que pour le second.

L'habitant des campagnes, terrain peu propice au développement de la maladie; saturées d'air pur que sont les cellules qui le composent, est rarement aux prises avec les causes patho-

genes quelles qu'elles soient. Les seules qui
puissent entrer en lutte avec lui sont celles qui
résultent d'un refroidissement ou du paludisme.

Le citadin, terrain convenable au développement de toutes les affections, est en relation
continue avec les causes prochaines des maux.
Il est donc en possession de toutes les causes
prédisposantes et prochaines. Il est le sol où
vont se développer, croître et embellir toutes
les maladies infectieuses, épidémiques, conta-
gieuses, sans préjudice de celles auxquelles seulement est exposé le paysan.

L'air inspiré et expiré successivement par quarante mille poitrines, s'est chargé, dans ses pé-
régrinations organiques, de germes infects; il a
emporté des bacilles tuberculogènes de telle poi-
trine et les a semés dans telle autre; d'où l'ex-
trême fréquence de la phtisie pulmonaire dans
les grandes villes et sa rareté à la campagne.

Or, si les villes en général sont un foyer d'infection des êtres animés; il en est parmi elles
dont le degré quant au pouvoir infectieux est
différent de celui d'une autre. Il est indiscutable
que les cités anciennes dont le sol est chargé
depuis des siècles de matières organiques à la
merci des eaux, qui se sont développées en con-
servant au mileu d'elles ou sur d'anciens cimetières; qui ne sont pas en possession de règle-

ments sévères quant aux latrines filtrantes; qui sont parcourues par des canaux aux eaux stagnantes sur lesquels sont souvent posés les lieux d'aisances; il est évident, dis-je, que des agglomérations placées dans des conditions aussi primitives, doivent offrir le maximum pathogénique et ne peuvent être comparées aux villes de création récente, bâties selon les progrès de l'hygiène.

La ville de Troyes offre le maximum de conditions étiologiques ou causales propres à l'abaissement de l'âge moyen et à l'exagération de la mortalité.

Le sol d'une partie de la ville n'est qu'un terrain d'alluvion suant l'humidité, parcouru par de petits canaux ou traversins auxquels les maisons servent de voûte. Sur les trajets de ces ruisseaux presque sans pente sont construites des latrines dont ils reçoivent le contenu. Par ce procédé, les propriétaires évitent toute vidange mais empoisonnent la ville; car, pendant l'époque des basses eaux, celles-ci ne s'écoulent plus : et comme le lit de ces petits canaux borde certaines rues et traverse à ciel ouvert les cours situées sur sa direction, il en résulte une odeur infecte pendant les chaleurs de l'été.

On cure tous les deux ans les traversins en question. Cela produit un nouvel inconvénient;

car pendant l'époque des curages, les rues sont obstruées çà et là par les matières noirâtres et fangeuses extraites de tous ces cloaques. Les quartiers en sont infectés et inhabitables. La fièvre typhoïde, le croup, y prennent quelquefois le caractère épidémique le plus inquiétant.

Quand les eaux sont grandes, les ruisseaux dont il est question sont balayés par le courant et les détritus qui les obstruent sont entraînés.

Mais alors, cette fange est emportée dans le bassin du canal qui sert de collecteur à ces égouts primitifs, et comme ce bassin, situé au centre de la ville, possède une étendue de plusieurs hectares, il est réduit à l'état de bourbier. C'est le réceptacle des détritus humains de plus de cent latrines établies au-dessus des traversins.

Quand il est trop rempli de cette vase organique, on est dans la nécessité d'en faire le curage à la drague. Lorsque celle-ci remue cette bouillie malpropre, les odeurs infectes qui s'en dégagent se répandent par la cité comme des effluves sortant de ce cloaque et intoxiquent la population.

Je n'ai pas besoin d'insister sur un état aussi déplorable pour qu'on en puisse comprendre la gravité.

Cette grande flaque d'eau croupissante qui forme le bassin du canal, qui est le réceptacle des latrines de la partie la plus populeuse de Troyes, est le foyer d'infection le plus redoutable qui soit. — Si les quartiers parcourus par les ruisseaux en question, bien que fournissant une large part de la mortalité, ne sont pas plus souvent visités par les épidémies, ce n'est qu'en raison du voisinage des tanneries. — Les effluves tanniques qui s'échappent de celles-ci ne purifient pas l'air, mais détruisent tous les microbes albuminoïdes qui parcourent l'atmosphère. Tout homme instruit sait que le tannin précipite l'albumine en formant avec elle une substance imputrescible, d'où il résulte que tout microbe albumineux doit fatalement périr dans l'atmosphère qui tient en suspension des poussières de tan.

J'ai dit que les effluves tanniques ne purifient pas l'air; c'est que, à part les organismes albumineux, le tannin n'a plus d'action sur ceux qui ne le sont pas; ceux-ci conservent toute leur malignite. C'est assez dire que les microbes animaux sont les seuls dont l'influence pathogène soit éteinte dans les tanneries, tandis que les microbes végétaux et leurs spores conservent toute leur influence fâcheuse. Aller plus loin dans l'état actuel de la microbiologie serait hypothétique.

A côté des causes dont nous avons parlé, il en

est une autre qui a toujours été considérée comme prépondérante dans le mauvais état sanitaire de Troyes. C'est la fameuse question que toutes les édilités ont depuis longtemps discutée sans jamais la résoudre : celle des eaux, que nous espérons voir tranchée à bref délai. C'est par l'eau que la fièvre typhoïde vient à Troyes. Cette fièvre est due à une cause animée trouvant dans l'humidité un milieu utile à sa transmission. Les braves gens de Châtillon, Bar-sur-Seine et autres lieux, lavent dans le fleuve qui alimente notre ville, les linges de leurs proches : typhiques, tuberculeux. C'est le moyen qu'ils emploient pour nous envoyer la plupart de leurs maux, comme autrefois nous envoyions à Paris les germes de nos maladies infectieuses, avant que cette ville soit pourvue des eaux de la Dhuys et de la Vanne pour son alimentation. Si l'on réfléchissait bien aux substances que l'on absorbe dans un verre d'eau de Seine, on aurait un haut de cœur rien que d'y penser. Il est indiscutable aujourd'hui que l'eau sert de véhicule au bioïde typhogène. A part les travaux de Murchison, médecin anglais, dont les expériences l'ont démontré d'une façon évidente ; Dyonis des Carrières nous en a fourni de nouvelles preuves, quand il y a quelques années, la ville d'Auxerre a été décimée. Il a prouvé que l'ouverture de l'ancien cimetière de la ville, pour la canalisation de l'eau et du gaz avait joué le rôle de cause prédisposante en imprégnant de gaz méphytiques, de microbes pathogènes, — autant de poisons telluriques, — l'atmosphère de la cité.

Alors est apparue la cause occasionnelle.

A quelque peu de distance au-dessus de la source qui fournit à la ville de l'eau potable, se trouve une ferme dont tous les habitants furent atteints de la fièvre typhoïde avant qu'elle ne fît son apparition à Auxerre. Les déjections des typhiques étaient ou jetées ou enterrées dans la cour. Or, les eaux pluviales lavant le sol dépositaire de ces déjections, en entraînaient les parties solubles à travers la terre poreuse, sableuse, jusqu'à la source d'alimentation.

Le sable, loin de remplir ici les conditions d'un filtre efficace n'avait donc aucune action utile ; c'est une occasion pour dire que dans le projet de filtration des eaux par les graviers de Saint-Julien, il n'y avait aucun résultat avantageux à attendre.

La filtration par le sable laisse en effet subsister le microbe que la coction seule est apte à détruire, abstraction faite de la puissance sur lui des agents chimiques dont la présence dans les eaux potables ne peut être conservée. Ce microbe, entrevu par les uns, nié par les autres, n'a pas encore pris sa place dans la démonstration exacte au même degré que le bacille de la tuberculose. Quoi qu'il en soit, la contagiosité de la fièvre typhoïde transmise à l'aide d'un véhicule aqueux, n'étant plus discutable dans l'état actuel de la science ; il y a lieu d'en admettre la cause animée ; que cette fièvre soit due à l'infection propre de l'économie par l'infiniment petit lui-même, ou bien qu'elle soit le résultat de l'intoxication par les déchets qu'il détermine et qui ne sont pas éliminés.

À part les trois grandes causes d'infection de la cité troyenne dont nous venons de parler, les cimetières centraux, bien que ne servant plus aux inhumations, entrent pour une part contingente à l'état de menace continuelle. En effet, selon le caprice de telle ou telle municipalité passagère au pouvoir, les cimetières peuvent être plantés d'arbres dont les racines absorbant les parties solubles, résidus des cadavres décomposés par les infiniment petits animaux en purifieront le sol.

Ou bien ils peuvent, sous un vain prétexte de valeur vénale, être mis à prix pour édifier des habitations. Le sol sera creusé profondément pour les fondations des murailles et pour créer les caves. Cette poussière humaine mélangée de germes, de spores, de microbes végétaux ou animaux sera jetée à tous les vents. Ce sera la quatrième et plus grande cause d'infection des organismes humains, déjà détériorés par les trois précédentes.

De nombreux travaux ont été faits sur cette question qui tous ont prouvé que le sol ayant servi à des sépultures renouvelées pendant des siècles, est une terre d'infection des êtres animés.

La matière de l'individu se désagrège ; elle est transformée en une substance toute autre par des milliards d'infiniment petits dont les germes ou spores, trouvant là un terrain convenable à leur développement, font tous les frais.

La spore est la semence des infiniment petits végétaux. Une semence microspique d'un champignon spécial que l'on nomme *saccharomyces cererisiæ* erre dans l'atmosphère, emportée au gré des vents en compagnie de spores microscopiques d'autres plantes, jusqu'à ce que l'ouragan qui les charrie les jette sur un terrain propice à leur développement.

La spore de Torula ou *saccharomyces* ne s'arrête que quand elle rencontre un liquide sucré. Celui-ci est le terrain convenable a sa genèse. En lui, elle pourra se développer et vivre ; elle trouvera dans le sucre dissous des matériaux

aux dépens desquels, de spore uni cellulaire, elle deviendra plante véritable : non plus comparable aux plantes de nos jardins, mais en forme de réseau étendu dans tout le liquide. Ainsi, une petite cellule mère, une spore tombant dans un liquide sucré a absorbé de celui-ci les parties qui lui convenaient. A ce moment toute remplie de matière nutritive et n'en pouvant contenir plus, elle se partage en deux cellules par une cloison, ou bien par étranglement en huit de chiffre, ou bien par la formation d'une nouvelle cellule aux dépens du noyau primitif. Chacune de ces cellules se segmentera en deux autres et ainsi de suite. Le liquide sucré se trouvera rapidement occupé par un immense réticulum végétal. Or, si ce réticulum algue ou champignon, s'est développé aux dépens du liquide sucré ; s'il en a absorbé une partie pour former sa matière, le liquide n'est plus sucré.

Le sucre de glucose dont la formule chimique est de douze équivalents de charbon, douze équivalents d'oxygène et douze équivalents d'hydrogène, a abandonné à la nouvelle plante pour sa formation, du charbon, de l'hydrogène et de l'oxygène. Les parties de ces trois corps simples, inutiles au développement du végétal sont laissées en résidu par celui-ci en quantités bien définies. Une partie gazeuse se dégage pendant la fermentation ; c'est du charbon brûlé ou acide carbonique. Quatre équivalents de charbon, six d'hydrogène et deux d'oxygène restant en solution dans le liquide, forment par leur combinaison un corps composé nouveau : l'alcool.

L'eau qui préalablement tenait en dissolution du sucre, renferme désormais en dissolution, non du sucre, mais une autre substance qu'on appelle alcool et en suspension un végétal.

Le liquide sucré a donc été pour la *Torula* ou *saccharomyces cerevisiæ* un terrain convenable de développement. Quand cette jeune plante y a acquis ses plus grandes dimensions, c'est-à-dire quand la mollécule sucrée ne s'y rencontre plus, le liquide est devenu impropre à la nutrition de ce végétal qui n'y trouvant plus rien à absorber meurt brusquement.

Or, après sa mort, comme tous les matériaux n'y sont plus absolument comme lors de l'arrivée de la première cellule, en raison de la volatilisation de l'acide carbonique, le liquide ne redevient pas sucré. La plante a fait subir au sucre une transformation, le liquide va la contenir encore mais elle est morte : on dira qu'elle constitue une matière organique en suspension dans l'eau alcoolisée et c'est tout.

Puis, un beau matin, une autre cellule tombée de je ne sais où, mais qui pour se développer a besoin de trouver la formule de l'alcool, va décomposer celui-ci, et quand elle sera entière, la solution précédente ne sera plus alcoolique mais acétique, ce sera du vinaigre. Rien ne se perd donc dans la nature, tout se transforme.

Si les cellules et tisssus végétaux sont sous la dépendance des règles que nous venons d'indiquer à grands traits; il en est de même des tissus animaux. La nutrition des êtres organisés quels qu'ils soient n'en diffère en aucun point. La peptonisation des albuminoïdes d ns l'estomac de l'homme n'a pas d'autre origine; les cellules peptogènes sont d'origine animée; elles émanent de l'epithelium des glandes acineuses dontles orifices criblent la muqueuse gastrique; il en est de même des cellules salivaires qui transforment en dextrine puis en glucose les aliments féculents.

Le jour où l'homme meurt, ses restes, que la vie a quittés, deviennent le terrain sur lequel, aux dépens duquel, vont se développer des myriades de semences végétales ou animales. Les odeurs repoussantes des tissus animaux en désagrégation sont des essences spéciales ou ptomaïnes abandonnées par les êtres qui se développent sur le corps humain.

Le champignon alcooligène dont tout à l'heure je racontais les prouesses, a décomposé le sucre pour s'en assimiler certaines parties; de même lesmicrobes, les ferments cadavériques absorbent de la chair morte les parties utiles à leur développement morphologique et les restes des tissus ainsi décomposés sont les essences volatiles infectes ou ptomaïnes correspondant à l'alcool du liquide primitivement sucré.

Un arbre mort est tombé dans la plaine. Immédiatement, les myriades de petites semences microscopiques que le vent transporte à la recherche de la vie, vont s'abattre sur lui.

L'arbre mort sera le sol favori sur lequel elles vont se développer, croître, mourir à leur tour.

Mais elles n'ont pas besoin en entier des matériaux qui en constituent les tissus. Elles n'en absorbent que ce qui en est utile à leur développement et laissent le reste. Celui-ci est alors un résidu qui conviendra à une nouvelle espèce d'êtres organisés, plus ou moins élevés sur l'échelle biogénique, animaux ou végétaux.

De même que la substance de l'arbre vivant se transforme dans la mort, en la substance des êtres organisés qui se sont développés à ses dépens, de même la substance animale désagrégée et élaborée par d'autres animaux ou par des végétaux, ne fait que subir une transformation. L'animal désorganisateur de la chair cadavérique la solubilise à l'aide de secrétions que produisent ses annexes, comme la gastérase solubilise les albuminôïdes, comme les sucs pancréatique et intestinal solubilisent les corps gras.

Le végétal ne désorganise pas la chair cadavérique; il n'a point d'annexes à cet effet. Il s'implante simplement sur le tissu et il absorbe par osmose les substances solubles de l'organisme éteint.

La putréfaction des cadavres n'est pas un phénomène chimique ; elle est le résultat, elle est la décomposition par les infiniment petits animaux qui commencent la lutte, solubilisent pour eux les matériaux à leur disposition et pour les infiniment petits végétaux leurs résidus.

Cela est si vrai que l'embaumement des cadavres n'est que leur imprégnation par des substances toxiques pour tous les animaux qui tenteraient de s'y attaquer.

Tant que les infiniment petits animaux sont tenus de respecter le cadavre, les infiniment petits végétaux le respectent aussi puisque l'action des premiers doit précéder celle des seconds qui sans elle n'y peuvent trouver en liberté les substances aptes à favoriser leur genèse.

Le cadavre ne leur servira que le jour où le toxique se combinant lentement avec les tissus n'aura plus pour les spores nécrophages animales, d'action nocive. L'acide phénique employé dans les amphithéâtres à la conservation des pieces anatomiques a acquis ainsi la preuve de ses propriétés antiseptiques dans les opérations chirurgicales.

L'édilité troyenne doit donc faire tout son possible pour donner à la ville de l'eau de source ; pour la débarrasser du canal à son centre ; pour rendre les égouts et traversins inoffensifs ; pour que les cimetières soient transformés en jardins. Avec cela, obligeant tous les propriétaires à rendre salubres les locaux où vivent des milliers de malheureux sans air et sans lumière ; elle aura rendu à la civilisation et à l'humanité un éminent service.

Et tout cela ne serait pas bien difficile à faire ! La plupart des grandes villes ont des jardins botaniques où les végétaux indigènes et les végétaux exotiques sont rangés par classes et par familles. Les dimanches, l'ouvrier, au lieu de dévorer au cabaret le produit de sa semaine de travail, y emmène, y promène sa femme et ses enfants. Leur odorat s'y délecte, y oublie les puanteurs de l'atelier. A Dijon le jardin botanique dit de l'Arquebuse est le plus joli que l'on puisse connaître. Le dimanche, l'ouvrier proprement mis y coudoie les gens du meilleur monde et la famille n'y entend pas ces mots malpropres auxquels les rues de Troyes font si souvent écho.

Les terrains qui forment ce jardin ont été donnés à la ville par un homme généreux le baron Legouz de Gerland qui en en indiquant la destination, a certainement rendu à son pays un service signalé.

Or, si Dijon ville agglomérée a été heureuse de trouver un bienfaiteur la gratifiant à sa porte d'un pareil don, je ne vois pas pourquoi Troyes, ville très étendue, se dessaisirait de ses cimetières anciens. Il y dans chacun d'eux de quoi créer un jardin. Celui de la Madeleine surtout partagé en quatre qu'il sera par les deux voies nouvelles qui s'y coupent en croix peut être transformé rapidement grâce aux arbres à haute tige que l'on y a conservés. A Dijon non compris les haies élevées de Tuyas de la Chine et celles de buis qui séparent les allées et les arbres exotiques à haute tige qu'on y rencontre, les végétaux sont réunis en quatre carrés selon la méthode de Jussieu et l'arrangement de de Candolle si agréable à suivre. Les mêmes procédés pourraient être employés ici ; puisque, comme je le disais précédemment, le cimetière de la Madeleine est partagé en quatre par deux voies nouvelles s'y coupant en croix.

La purification de l'atmosphère par les végétauxest du reste indiscutable ; les pays boisés sont infiniment plus sains que les autres et de longues années s'écoulent sans qu'on y voie une affection quelconque prendre un caractère épidémique.

Je pars de ce point pour désirer que le lit du canal soit transformé en vallée Suisse jusqu'au Pont-Vert, selon certains moyens que nous allons étudier.

En obligeant tous les propriétaires d'immeubles dont les latrines sont situées au-dessus des ruisseaux ou traversins, à créer des lieux d'aisances bien étanches ; dans ces traversins ne couleraient plus que des eaux privées du facteur principal de leurs impuretés.

Les eaux de pluie souillées seulement par la boue des rues viendraient s'y rendre, de telle façon que ces ruisseaux soint transformés en égoûts à ciel ouvert dans de rares endroits.

J'ai dit et je répète que le système actuel de latrines sur les traversins ; ceux-ci entrainant les matières fécales de dix mille individus dans le bassins du canal est rien moins qu'épouvantable quant à la menace qui en résulte pour la santé publique. On oblige les vidangeurs à établir les réservoirs utiles à leur industrie à une grande distance des villes et des villages, et dix mille personnes versent chaque jour les produits de leur défécation dans un bassin situé au beau milieu d'une population de cin- quante mille habitants. C'est tout bonnement abominable.

La création obligatoire pour tous de latrines étanches débarrasserait donc brusquement la ville de deux facteurs principaux d'insalubrité ; les ruisseaux ne rouleraient plus de matières fécales et le bassin du canal ne servirait plus de réservoir à celles-ci.

Nous avons examiné ensemble trois questions et nous les avons résolues : examinons main- tenant la quatrième : la suppression du canal.

Il ne viendra à l'idée de personne que cette grande flaque d'eau croupissante même privée de facteur principal d'infection dont nous par- lions précédemment soit inoffensive. Elle entre- tient dans la ville une humidité et des brouillards malfaisants ; les cryptospores végétales qui occasionnent les maladies infectieuses, conta- gieuses, épidémiques, s'y développent en paix en raison de deux causes ; les matériaux de

nutrition convenables à leur genèse et l'im-
mobilité des eaux.

Or, si le bassin était supprimé, il n'en serait
plus ainsi, car les eaux des traversins en se
rendant directement par le Moulin-de-la-Tour
resteraient courantes et il n'y aurait de dépôt
nulle part.

Sous le rapport économique, les transactions
qui se font par le canal sont si peu importantes
que je ne vois pas d'inconvénient à créer au
Pont-Vert un port bien moins grand en échange
de la suppression du premier.

On objectera le raccordement avec le nouveau
canal allant à Bar-sur-Seine. Ce dernier est
créé depuis dix-huit ans, on peut douter qu'il
conserve l'eau ; il a été fait pour principalement
donner de l'ouvrage aux travailleurs qui n'en
avaient pas et si jamais on voulait le mettre en
usage, il y aurait lieu de le raccorder en faisant
le tour de la ville par l'extrémité du faubourg
Saint-Jacques. Ce dernier argument n'est qu'une
raison économique et la raison sanitaire doit
dominer toutes les autres.

Enfin si l'on objectait en dernier ressort que
le Conseil municipal n'est pas compétent pour
commander la question, je répondrai que ce
serait faire injure aux pouvoirs, qui le sont,
que de supposer que dans un mesquin intérêt

mercantile ils veuillent s'opposer à la réalisation d'une question jugée depuis longtemps.

Le lit du canal étant privé d'eau depuis l'origine de la rivière du Moulin-de-la-Tour jusqu'au Pont-Vert, serait alors transformé en une délicieuse vallée emplantée d'arbres et d'arbustes de toutes espèces.

Vous voyez de suite le manifique coup-d'œil offert par cette splendide promenade, avec ses deux rangées latérales de platanes élevés actuellement plantés. Troyes, la ville jusqu'ici réputée comme malsaine dans la France entière, à tel point, que l'an dernier, un membre de l'Académie de Médecine s'était fait l'écho de ce triste renom en pleine assemblée scientifique; Troyes sortant comme d'un songe triste deviendrait une cité admirable, où les étrangers se donneraient rendez-vous, tant comme habitants que comme touristes. Il y apporteraient l'or qu'ils sèment en en faisant bénéficier l'industrie et le commerce.

Troyes, le 1er janvier 1889.

Dr A. BAZIN.

Imprimerie du *Petit Troyen*